H H A

Human Health Academy

#gesund leben - Band 6

Das 5:2 Diät Kochbuch für Einsteiger & Profis

Endlich erfolgreich abnehmen und Fett verbrennen am Bauch. Intermittierendes Fasten, Intervallfasten und Kurzzeitfasten einfach erklärt

Haftungsausschluss

Die Inhalte dieses Buches wurden mit größter Sorgfalt erstellt. Für die Richtigkeit, Vollständigkeit und Aktualität der Inhalte kann jedoch keine Gewähr übernommen werden. Der Inhalt des Buches repräsentiert die persönliche Erfahrung und Meinung der Autorin. Es wird keine juristische Verantwortung oder Haftung für Schäden übernommen, die durch kontraproduktive Ausübung oder durch Fehler des Lesers entstehen. Es kann auch keine Garantie auf Genuss übernommen werden. Die Autorin übernimmt daher keine Verantwortung für das Nicht-Gelingen der im Buch beschriebenen Methoden und Anwendungsmöglichkeiten.

Sämtliche, hier dargestellten Inhalte, dienen somit ausschließlich der neutralen Information. Sie stellen keinerlei Empfehlung oder Bewerbung der beschriebenen oder erwähnten diagnostischen Behandlungsweisen oder Arzneimittel dar. Dieses Buch erhebt weder einen Anspruch auf Vollständigkeit noch kann die Aktualität und Richtigkeit der hier dargebotenen Information garantiert werden. Dieses Buch ersetzt keinesfalls die fachliche Beratung durch einen Arzt oder Apotheker und er darf nicht als Grundlage zur eigenständigen Diagnose verwendet werden. Ebenso ist bei Beginn einer Behandlung mit den beschriebenen Wirkstoffen auf jeden Fall vorher ein Arzt zu Rate zu ziehen. Die Autorin und die Herausgeber übernehmen keine Haftung für Unannehmlichkeiten oder Schäden, die sich aus der Anwendung der hier dargestellten Information ergeben.

Dieses Buch enthält Links zu externen Webseiten Dritter, auf deren Inhalte die Autorin keinen Einfluss hat. Deshalb kann für diese fremden Inhalte auch keine Gewähr übernommen werden. Für die Inhalte der verlinkten Seiten ist stets der jeweilige Anbieter oder Betreiber der Seiten verantwortlich. Die verlinkten Seiten wurden zum Zeitpunkt der Verlinkung auf mögliche Rechtsverstöße überprüft. Rechtswidrige Inhalte waren zum Zeitpunkt der Verlinkung nicht erkennbar. Eine permanente inhaltliche Kontrolle der verlinkten Seiten ist jedoch ohne konkrete Anhaltspunkte einer Rechtsverletzung nicht zumutbar. Bei Bekanntwerden von Rechtsverletzungen werden wir derartige Links umgehend entfernen.

Das 5:2 Diät Kochbuch für Einsteiger & Profis

Endlich erfolgreich abnehmen und Fett verbrennen am Bauch.

Intermittierendes Fasten, Intervallfasten und Kurzzeitfasten einfach erklärt

Inhaltsverzeichnis

Fasten in Teilzeit für ein gesünderes Leben

In der heutigen Welt des Überflusses, einem Leben in dem man so gut wie alles haben und sich schnell besorgen kann, ist es nicht verwunderlich, dass auch die Nahrungsindustrie gänzlich überquillt. Im Gegensatz zu den menschlichen Vorfahren, beschränkt sich das Jagen des modernen Menschen auf das Einkaufen im nächsten Supermarkt an der Ecke und die Nahrungsaufnahme ist zu so gut wie jeder Uhrzeit und an jedem Ort möglich. Ob man nun die täglichen Mahlzeiten zuhause zu sich nimmt oder die Snacks zwischen den Terminen an der nächsten Imbissbude kauft – die Auswahl und die Mengen sind gefühlt unendlich. Aus diesem Grund liegt es nahe, dass man schnell zur nächsten Wurst im Brötchen greift und das obwohl man noch nicht einmal Hunger hat. Aber das gegrillte oder die reich belegte Waffel mit flüssiger Schokolade verführt allein durch das Aussehen und den Geruch zum nächsten Snack zwischendurch. Oft ist es sogar so, dass man diese sündhaften Zwischenmahlzeiten bei der nächsten Hauptmahlzeit schon längst vergessen hat; Denn die Hungersignale des Körpers, oder das was man als solche interpretiert, schlagen wieder gnadenlos zu. Es ist von daher also nicht verwunderlich, dass die Anzahl der Übergewichtigen von Jahr zu Jahr immer mehr zunimmt - und das im wahrsten Sinne des Wortes. Mittlerweile gilt mehr als die Hälfte der männlichen Bevölkerung in Deutschland als übergewichtig. Aber auch die Frauenwelt ist nicht mehr weit davon entfernt, die 50%-Marke zu knacken.

Das war aber nicht immer so. Nicht immer konnten Menschen davon ausgehen, zu jeder Tageszeit etwas essen zu können. Der Tisch war bei weitem auch nicht immer reich gedeckt wie heutzutage – es gab nämlich keine großen Firmen, die das Jagen und Sammeln für uns übernahmen. Heutzutage besteht die Arbeit nur daraus, die Lebensmittel an der Kasse zu bezahlen und zuhause zuzubereiten. Da dieses Angebot unseren Vorfahren verwehrt blieb, mussten sie wohl oder übel bis zur nächsten vorhandenen Mahlzeit Hungerphasen einlegen; Der menschliche Körper ist durch sein Erbgut jedoch genau darauf eingestellt und es macht ihm noch nicht einmal was aus, ganz im Gegenteil: Der Körper profitiert sogar davon in vielerlei Hinsicht.

Mittlerweile haben sich die Lebensumstände und insbesondere die Nahrungsaufnahme der Menschen drastisch verändert. Zu den drei Hauptmahlzeiten des Tages genehmigt man sich öfter einen Snack zwischendurch; eine längere Hungerphase ist also lange nicht in Sicht. Auch wenn sich das Leben eines Menschen rasant verändert hat: Diese Änderung ist aber noch lange nicht im Erbgut angekommen. Dass man nicht mehr hungern muss und es folglich auch nicht tut, ist die Veranlagung dazu größere Hungerperioden zu überstehen immer noch vorhanden. Demnach ist der Körper mit der Masse an Nahrung, welche ihm tagtäglich zugeführt wird, überfordert; Der Magen und Darm laufen ununterbrochen auf Hochtouren und man gönnt ihnen nur selten eine Pause. Ist es also möglich, dass alle Empfehlungen über die richtige Menge der Mahlzeiten am Tag nicht wirklich immer zutreffen?

Die Vorteile des freiwilligen Verzichts auf Essen

Mit dieser Erkenntnis über das menschliche Erbgut haben Wissenschaftler auf der ganzen Welt herausgefunden, dass ein kontrollierter Nahrungsverzicht sich sehr positiv auf den Körper und Geist auswirken kann. Diesen gewollten periodischen Nahrungsverzicht bezeichnet man mittlerweile als Intervallfasten.

Um die genauen Auswirkungen auf den Körper und den Geist zu bestimmen, haben Wissenschaftler verschiedene Tierversuche und kleineren Humanstudien durchgeführt. Eine Forschungsgruppe des kalifornischen Salk Institutes bestätigte durch Tierversuche nicht nur einen positiven Einfluss auf den Cholesterin- und Blutzuckerspiegel, sondern auch auf die Linderung chronischer Krankheiten wie Arthritis und Rheuma. Sogar das Immunsystem verbessert sich bei einem periodischen Fasten enorm und der Nahrungsverzicht hilft auch dabei, Demenz und Depressionen vorzubeugen. Neben diesen wundervollen Auswirkungen auf Körper und Geist, bewirkt das Intervallfasten ganz nebenbei auch einen Gewichtsverlust und hilft Übergewichtigen ihr Gewicht sowohl zu reduzieren als auch im Nachhinein langfristig zu halten.

Um die Wirkung des Intervallfastens auf das Gewicht zu untersuchen, definierten Wissenschaftler zwei Gruppen von Mäusen. Beide Gruppen wurde über einen bestimmten Zeitraum mit einer übermäßigen Nahrungsmenge gefüttert. Der Unterschied bestand darin, dass die eine Gruppe Fastenzeiten hatte, die Andere jedoch nicht. Schnell haben die Wissenschaftler festgestellt, dass die Fasten-Mäuse im Gegensatz zur Vergleichsgruppe nicht an Gewicht zulegten und das, obwohl beide Gruppen grundsätzlich viel zu viele Kalorien zu sich nahmen und eine Gewichtszunahme eigentlich die Folge vom diesem übermäßigen Nahrungskonsum sein müsste. Derselbe Effekt wurde auch an einer kleineren britischen Humanstudie nachgewiesen: So nehmen Menschen, die Fastenzeiten einhalten, unterbewusst weniger Kalorien zu sich als Menschen, die über den gesamten Tag verteilt häufiger Mahlzeiten essen.

Außerdem wurde festgestellt, dass die Essenspausen einen sogenannten Autophagie-Prozess im menschlichen Körper auslösen. Bereits nach 14-16 Stunden ohne Nahrungsaufnahme, schaltet der Körper in diesen Prozess und verwertet beschädigte Proteine oder Zellen, um Energie bereit zu stellen. Dieser Vorgang ist nur möglich, wenn der Darm nicht damit beschäftigt ist, von außen zugeführte Nährstoffe zu verwerten. Dieser Prozess der Autophagie bekämpft effektiv Krankheitserreger und freie Radikale im Körper und beugt damit Erkrankungen und dem Alterungsprozess vor. Gönnt man seinem Darm keine Pause vom Essen, hat der Körper nicht die Möglichkeit sich effizient um solche Aufgaben zu kümmern und man blockiert damit diesen so wichtigen Reinigungsprozess.

Baut man das periodische Fasten in seinem Leben ein, wartet man nicht lange auf die vielen positiven Effekte, welche damit einhergehen. So zeigen Studien, dass das Fasten für Übergewichtige einen Gewichtsverlust einleitet und sogar das ungesunde Bauchfett schmelzen lässt. Außerdem erlauben die größeren Essenspausen dem Körper den Blutzuckerspiegel und die Insulinresistenz zu regulieren. Damit sinkt die Wahrscheinlichkeit an Diabetes zu erkranken. Diese Regulierungen im Blutbild senken auch das Risiko einer Herz-Kreislauf-Erkrankung, denn das Fasten verbessert einen erhöhten Blutdruck und schlechte Cholesterin-Werte. Durch die Aktivierung des Autophagen Prozesses haben freie Radikale keine Chance Schäden im Körper zu hinterlassen. Diese Abläufe minimieren Entzündungen und beugen allen möglichen Krankheiten vor. Zu bestimmten Zeiten auf das Essen zu verzichten hält die Darmflora in Takt, stärkt und schützt ihn. Funktioniert der Darm optimal, so fühlt man sich grundsätzlich besser und ein gesunder Darm wirkt sich positiv auf das Immunsystem aus. Aber nicht nur verbesserte körperliche Funktionen sind die Effekte des Intervallfastens: Der periodische Nahrungsverzicht bietet sogar für den Geist enorme Vorteile. So sinkt der Stresspegel allein dadurch, dass man sich nicht mehr tagtäglich Gedanken um das Essen machen muss. Man verschwendet keine Gedanken darüber ob der Keks noch in die Kalorien passt oder nicht – Ist das Essensfenster erst einmal geschlossen, dann bleibt es auch vorerst zu. So gelingt es besser die Diät einzuhalten, da es einfacher ist nichts zu essen, als sich Gedanken darüber zu machen, was noch in die Kalorien passt und zuletzt doch zur Chipstüte oder Schokolade greift. Ganz nebenbei bewirkt das intermittierende Fasten die Neuproduktion von Nervenzellen und verbessert somit das Gedächtnis und die Lernfähigkeit des Gehirns. Zusammengefasst lässt sich sagen, dass das Intervallfasten enorme positive Effekte auf den Menschen hat und somit ein langes und gesundes Leben begünstigt – ganz ohne den kompletten Verzicht auf Genussmittel wie Fast Food, Schokolade und Co.

Intervallfasten oder Diät?

Aber wie unterscheidet sich das Fasten von herkömmlichen Diäten, abgesehen von den körperlichen und geistigen Vorteilen und was ist eigentlich besser? Seit geraumer Zeit findet das Intervallfasten immer mehr Anklang und wird seit der positiven wissenschaftlichen Beweise immer mehr in den hiesigen Diäthimmel gelobt. Wie auch bei allen anderen Diäten wird versprochen, dass man in kürzester Zeit mühelos viel Gewicht verlieren. Doch ist da wirklich was dran?

Hat man bereits viele Diäten ausprobiert weiß man, dass nicht alle Versprechungen wahr sind und dass eine Diät Vieles aber mit Sicherheit nicht einfach durchzuführen ist. Das Scheitern ist bei stark kalorienreduzierten Diäten bereits vorprogrammiert und der Jo-Jo-Effekt lässt nicht lange auf sich warten. Aber wie genau soll das Intervallfasten anders sein und warum soll man damit langfristig Erfolg haben?

Prinzipiell unterscheidet sich das intermittierende Fasten bereits darin, wann man Nahrung zu sich nimmt. So sind viele herkömmliche Diäten darauf ausgelegt, bestimmte Nahrungsmittel zu verbieten oder schreiben eine Kaloriengrenze vor, welche eingehalten werden muss. Grundsätzlich ist bei einer normalen Diät essen zu jeder Tageszeit erlaubt. Beim Intervallfasten gibt es, vereinfacht gesagt, nur bestimmte Zeitintervalle, in denen die Nahrungsaufnahme beschränkt ist. Außerhalb dieser Intervalle ist so gut wie alles erlaubt und das ist der wichtigste Unterschied, wenn es ums Durchhalten geht und was das Intervallfasten so sehr von herkömmlichen Diäten unterscheidet.

Da das Intervallfasten sich nicht wie die üblichen Diäten auf einen festen Ernährungsplan beschränkt, eignet es sich für eine langfristige Umstellung. Viele andere Diäten sind nur zeitlich begrenzt oder so schwer durchzuführen, dass sie sowieso nicht lange machbar wären. Das Intervallfasten jedoch gilt aufgrund seiner Einfachheit als eine dauerhafte Lebensstilveränderung, die neben dem Gewichtsverlust noch viele weitere Vorteile auf die körperliche und geistige Gesundheit hat.

Aufgrund der großen Beliebtheit gibt es viele verschiedene Arten und Weisen des Intervallfastens. So kann man zum Beispiel ein tägliches Fastenzeitfenster von 12-16 Stunden ohne Nahrungsaufnahme einbauen oder aber auch Fastentage in der Woche integrieren, an denen man sich beschränkt und an den restlichen Tagen wie gewohnt ernährt. In diesem Ratgeber geht es um die 5:2-Methode, in welcher man an zwei Tagen fastet und an den restlichen fünf Tagen wie gewohnt isst. Erfahrungsgemäß eignet sich diese Variante für die meisten Menschen am besten, da sie einfach durchzuführen und leicht in den Alltag integrierbar ist. Aber was genau macht diese Variante so unkompliziert und warum eignet sie sich sogar für vollkommene Fasten-Anfänger?

Die 5:2-Fastenmethode

Das Prinzip dieser Methode ist bereits einfach zu verstehen: An 5 Tagen in der Woche wird normal gegessen und an 2 Tagen muss man sich ein wenig zügeln. So muss man bei der 5:2-Diät innerhalb der Fasten-Intervalle nicht komplett auf das Essen verzichten, sondern sich lediglich auf eine vorgegebene Kalorienzahl beschränken. Genauer gesagt dürfen Frauen 500 Kalorien und Männer 600 Kalorien in Form von gesunden und ausgewogenen Lebensmitteln zu sich nehmen. An den übrigen Tagen ist eine normale Kalorienmenge erlaubt, welche sich individuell an den eigenen Körper richtet. An diesen fünf Tagen sollte man selbstverständlich ein Auge darauf haben, sich nicht zu „überfressen". Junk-Food, zuckerhaltige Getränke und Schokolade sollten nur in Maßen gegessen werden. Gesunde und ausgewogene Gerichte mit viel Obst, Gemüse und Eiweiß hingegen sollten reichlich auf den Teller und genau davon sollte man sich satt essen. An den Fastentagen empfiehlt es sich grundsätzlich viele Ballaststoffe und Proteine zu sich zu nehmen, um nicht schnell wieder Hunger zu bekommen. Kohlenhydrate aus Weizenmehl eignen sich eher weniger, da sie nicht lange sättigen und diese Tage somit zur Tortur werden können. Gute Eiweiße, viel Gemüse und Vollkornprodukte halten den Blutzuckerspiegel konstant, sättigen optimal und machen das Durchhalten dadurch einfacher. Wann man an den Fastentagen isst, ist grundsätzlich nicht wichtig. An diesen Tagen geht es vielmehr darum, die Kalorienobergrenze einzuhalten und diese kann man sich so einteilen, wie man möchte.

Wenn man eher nachmittags Hunger hat, kann man alle Kalorien auf einmal zu sich nehmen. Man kann aber auch ein kalorienarmes Frühstück genießen und die restlichen Kalorien zum Mittag- oder Abendessen zu sich nehmen – wann man was ist, ist einem selbst überlassen. Um den kleinen Hunger zwischendurch einzudämmen, steht auch wie bei anderen Diäten die Flüssigkeitszufuhr an oberster Stelle: Wasser und ungesüßte Getränke hydrieren den Körper und sorgen nebenbei für ein Sättigungsgefühl.

Die kleinen Nebenwirkungen des Fastens

Eine rapide Umstellung der Ernährungsweise geht nicht immer Spurlos am Körper vorbei. So kann es in den ersten Tagen, vielleicht sogar Wochen vorkommen, dass man einige Symptome des Fastens erfährt. Kopfschmerzen, Leib- und Gliederschmerzen, Müdigkeit oder Schwindel können einige der Folgen einer reduzierten Kalorienaufnahme sein. Führt man dem Körper nämlich nicht mehr den Zucker zu, den er gewohnt ist, verhält es sich ähnlich wie bei Entzugserscheinungen. Bei der 5:2-Diät ist es also möglich, dass diese Nebenwirkungen auftreten, diese aber normal sind und sich nach einer Eingewöhnungszeit normalisieren sollten. Diese Symptome sind zunächst auf die reduzierte Kalorienaufnahme, aber auch auf die Säureausscheidung zurückzuführen. Während des Fastens entledigt sich der Körper von überschüssiger Säure und diese tritt vor dem Ausscheiden zunächst in höherer Konzentration im Blut auf. Die überschüssige Säure begünstigt ein allgemeines Unwohlsein und kann auch zu den oben genannten negativen Effekten führen. Grundsätzlich würde eine radikale Ernährungsumstellung diese Symptome begünstigen, da die Umstellung bei der 5:2-Methode eher sanft sind als bei vergleichbaren Fastenmethoden, kommt es eher seltener zu diesen negativen Auswirkungen. Trotzdem sollte man, wenn man zu bestimmten Risikogruppen gehört, das intermittierende Fasten nur in Absprache mit dem Hausarzt durchführen. So eignet sich das Fasten nicht für Kinder, Schwangere, chronisch erkrankte Personen, Senioren und auch nicht für Menschen mit Schilddrüsenerkrankungen, Blutzuckerspiegel-Problemen oder sonstigen ernsthaften Erkrankungen. Kleinere negative Auswirkungen auf den Körper am Anfang der Fastenzeit sind vollkommen normal. Sollten die Symptome länger andauern als gewöhnlich oder schlimmer werden, sollte das Fasten abgebrochen und ein Arzt hinzugezogen werden.

In diesem Buch befinden sich viele hilfreiche Tipps und Tricks um erfolgreich mit dem Intervallfasten nach der 5:2 Methode zu beginnen. Ob Übergewicht, chronische Erkrankungen oder einfach der Wunsch nach einem gesünderen Leben - Ganz gleich aus welchem Grund man sich dazu entschließt, das Intervallfasten wird viele positive Effekte auf Körper und Geist haben. Die vielen, leckeren Rezepte helfen dabei einen guten Anklang zu finden und ein Gefühl für die Kalorienmenge zu entwickeln, sich aber trotzdem ausgewogen und gesund zu ernähren – fast ohne jeglichen Verzicht. Mit den Anleitungen für ein leckeres Frühstück oder aber auch frischen Salaten und warmen Mahlzeiten, versorgt man den Körper mit allen wichtigen Nährstoffen, die man für die Fastentage benötigt.

10 Tipps für den perfekten Start

1. Ausreichend trinken

Nicht nur während des Intervallfastens ist Trinken wichtig, es gehört nämlich zum täglichen Leben dazu – wie das Atmen und schlafen. Normalerweise meldet sich der Körper mit dem Gefühl von Durst und so greifen dann die meisten sofort zur Wasserflasche. Jeder Mensch braucht täglich etwa zwei Liter Flüssigkeit. Je nachdem wie der Tag oder die Umstände sind, manchmal sogar mehr. Sport, Hitze oder Krankheiten können den Wasserbedarf in die Höhe treiben und genau dann sollte man mehr Flüssigkeit zu sich nehmen. Darüber hinaus ist Wasser der Treibstoff und das Schmiermittel für den Stoffwechsel. Ist man gut hydriert, funktioniert im Körper einfach alles besser. Die Verdauung verläuft reibungslos, der Körper kann die Temperatur viel besser regulieren und man fühlt sich nicht so müde und schlapp.

Das Durst-Gefühl kann aber auch manchmal nicht mehr richtig funktionieren und man verwechselt es mit dem Gefühl von Hunger. Zwar befindet sich Wasser auch in Lebensmitteln, aber doch enthalten sie Kalorien, welche bei Durst nicht notwendig sind. Um Hunger vom Durst unterscheiden zu können, sollte man bei dem ersten Anzeichen von Appetit zunächst ein Glas Wasser trinken. Vergeht der Hunger, war es Durst. Hält er immer noch an, kann man etwas essen. Für die Flüssigkeitszufuhr eignen sich am besten klares Wasser, für Abwechslung aber auch ungesüßter Tee.

2. Ablenkung gegen den Hunger

Wie oft am Tag kommt es vor, dass man aus Langeweile isst? Jeder kennt es, der gewohnte Gang zum Kühlschrank, um zu gucken was da ist und dabei liegt es doch klar auf der Hand: Man hat nur Langeweile.

Besonders am Anfang des Intervallfastens kann es vorkommen, dass man während der Fastentage Hunger verspürt. Dieses Gefühl ist normal, denn man führt seinem Körper auch nur einen Bruchteil der Kalorien zu, die er normalerweise gewohnt ist. Um dem Hunger entgegenzuwirken und sich nicht den Vorsatz durch Langeweile zu zerstören, muss Ablenkung her. Die Fastentage eignen sich optimal, um seinen Hobbies nachzugehen, sich mit Freunden zu treffen oder vielleicht sogar spazieren zu gehen: Alles ist erlaubt, was die Gedanken vom Essen ablenkt und die Zeit verfliegen lässt. Im Handumdrehen wird es wieder Zeit fürs Bett und am nächsten Morgen kann man sich zum Beispiel mit einem leckeren Frühstück für das Durchhaltevermögen belohnen.

3. Ein wenig Sport beschleunigt den Stoffwechsel

Möchte man mit dem Intervallfasten insbesondere abnehmen, bietet es sich an, einige kleine Sporteinheiten regelmäßig einzubinden. Mit gelegentlichem Sport wird der Stoffwechsel angekurbelt und die störenden Pfündchen können sogar noch besser purzeln. Wie bei Allem im Leben sollte man sich jedoch nicht übernehmen. Zu strenge und intensive

Sporteinheiten können zu starkem Muskelkater oder sogar Verletzungen führen. Man sollte langsam anfangen und sich immer weiter vorarbeiten. So hat der Körper Zeit, sich an die Umstellung zu gewöhnen und wenn es einem Spaß macht, da man Sport nicht mit Schmerzen verbindet, fällt der Schritt zur Bewegung, nicht mehr so schwer.

Sporteinheiten sollte man nicht auf die Fastentage legen, da sich der Verbrauch von zusätzlichen Kalorien bei sowieso einer kleinen Kalorienzufuhr nicht gut auf den Körper auswirken würde. Bereits wenige, kleine Workouts in der Woche kurbeln den Stoffwechsel an, lassen das Fett schmelzen, straffen den Körper und sind eine gute Ablenkung, wenn der Hunger einsetzt.

4. Zu zweit geht's einfacher

Um die richtige Motivation zu schaffen, kann ein Fasten-Freund oder sogar der feste Partner Gold wert sein. Man kann seinem Freundeskreis vom Intervallfasten erzählen und vielleicht findet man so schon jemanden, mit dem man gemeinsam den Weg bestreiten kann. Mit einem Partner kann man seine Erfahrungen teilen und sich gegenseitig ermutigen, am Ball zu bleiben. Grundsätzlich fällt es einem einfacher und macht auch viel mehr Spaß, wenn man Dinge zu zweit und nicht allein macht. Natürlich kann man den Weg des Fastens auch allein einschlagen und erfolgreich meistern, dennoch kann ein Fasten-Verbündeter genau das Richtige für die Motivation und das Durchhaltevermögen sein – Ganz nach dem Motto: Geteiltes Leid ist halbes Leid.

5. Richtig Kalorien zählen

Hat man noch nie auf die Nährwerte von Produkten geschaut, geschweige denn Kalorien gezählt, kann das anfangs ziemlich herausfordernd sein. Wie viel Gramm habe ich gerade gegessen? Wie viele Kalorien hat ein halber Apfel? Alles Fragen, auf die man keine Antwort findet, wenn man nicht richtig ausgerüstet ist.

Um die Kalorien richtig bestimmen zu können ist es zunächst hilfreich, eine Küchenwaage zu besitzen und eine App für das Smartphone, mit der man die gegessenen Lebensmittel eintragen kann. Gute Apps sind zum Beispiel MyFitnessPal und FatSecret. Diese Apps basieren auf von Nutzern eingetragenen Daten und bilden damit eine große Lebensmitteldatenbank. Sollte doch mal ein Produkt fehlen, kann man es ganz einfach nachtragen.

Mit der Küchenwaage wiegt man nun jedes Lebensmittel ab und trägt das in die App ein. Die App berechnet automatisch die Kalorien und man erhält so einen Überblick darüber, wie viele Kalorien man bereits gegessen und wie viele man noch übrighat.

Besonders am Anfang sind diese technischen Tools sehr hilfreich. Mit der Zeit entwickelt man ein gutes Gefühl darüber, wie viele Kalorien etwas hat und kann auf diese Hilfsmittelchen größtenteils sogar verzichten.

6. Langsam essen

Um das Hungergefühl optimal zu stillen und das Essen genießen zu können, sollte man langsam essen. Das Sättigungsgefühl schlägt bei Menschen etwa 20 Minuten nach dem Essen ein. Schlingt man alles zu schnell herunter, neigt man dazu über den Hunger hinaus zu essen und viel zu viele Kalorien zu sich zu nehmen - die Kilos setzen wieder an.

Man sollte sich beim Essen Zeit lassen. Nicht nur die Verdauung profitiert davon. Man kann so auch seine Hungersignale richtig deuten und bewusst dem Übergewicht und einem Blähbauch entgegenwirken. Vor allem an den Fastentagen sollte man seinen Körper nicht mit einer zu schnellen Nahrungsaufnahme überfordern. Das kann schnell zu Magenschmerzen und Unwohlsein führen und macht es einem schwerer durchzuhalten.

7. Keine Snacks zwischendurch

Kleine Zwischenmahlzeiten können deinen Fasten-Erfolg und die Fettverbrennung deutlich minimieren. Isst man während der Mahlzeiten etwas, so gelangen die Kohlenhydrate direkt als Zucker in den Blutkreislauf. Steigt der Blutzuckerspiegel, wird die Fettverbrennung gestoppt und oft entstehen sogar Heißhungerattacken. Um das zu vermeiden, sollte man zwischen den Mahlzeiten etwa 4 Stunden vergehen lassen. Die Mahlzeiten sollten also mindestens für diese Zeit sättigen, um die Zwischenzeit gut zu überstehen.

8. Ausreichend schlafen

Ein gesunder Schlaf-Rhythmus ist unabdinglich, um motiviert und fit in den Tag zu starten. Während des Schlafens regeneriert sich der Körper und verbrennt sogar Fett. Ist man unausgeschlafen, kann das zu Heißhungerattacken und zur Produktion des Stresshormons Cortisol führen. Beides beinträchtigen den Fettabbau und abgesehen davon, fühlt man sich nicht gut. Ausreichend Schlaf von etwa acht Stunden in der Nacht, sind für einen Diät-Erfolg und einen gut funktionierenden Körper sehr wichtig.

Um einen gesunden Schlaf-Rhythmus beizubehalten, sollte man auf fetthaltige Speisen und koffeinhaltige Getränke kurz vor dem Schlafengehen verzichten. Auch Fernsehen oder mit dem Smartphone im Internet zu surfen, können den Schlaf beinträchtigen und das Gefühl der Müdigkeit künstlich hinauszögern. Ein beruhigendes Ritual vor dem zu Bett gehen, wie etwa Meditation oder Lesen, können dabei helfen einen besseren und erholsameren Schlaf zu haben.

9. Mit Mediation gegen den Stress

Andauernder Stress ist wirkt sich nie gut auf den Körper aus. In solchen Situationen produziert der Körper das Stresshormon Cortisol, das nicht nur den Blutzuckerspiegel ansteigen lässt, sondern auch die Fetteinlagerung begünstigt.

Um Stress vorzubeugen sollte man zum Ausgleich eines stressigen Tages meditieren, Yoga oder

Muskelentspannungsübungen durchführen, um wieder eine gesunde Balance im Körper herzustellen. Tägliche Meditationen senken den Stresspegel und beugen diesem sogar vor.

10. Geduld

Bei einer drastischen Änderung der Ernährung oder des Lebensstils kann es durchaus vorkommen, dass die Erfolge ein wenig auf sich warten lassen. Jetzt ist es besonders wichtig am Ball zu bleiben, denn wer zu früh aufgibt, gibt dem Körper keine Chance sich einzugewöhnen. Der Körper arbeitet ab dem ersten Tag auf Hochtouren und programmiert alle Zellen neu. Da diese Veränderung erst einmal durchgeführt werden muss, sind die äußerlichen Erfolge nicht immer sofort sichtbar. Eignet sich die Fasten-Variante für einen und lässt sie sich optimal in den Alltag integrieren, sollte einem die Umstellung auch nicht großartig schwerfallen. Man sollte dem Körper etwas Zeit geben und der Erfolg wird bald eintreffen - das Durchhalten wird sich gelohnt haben.

Erfolgsgeschichten

Manuela, 43 Jahre alt.

„Ich habe schon, seit dem ich mich erinnern kann, Probleme mit meinem Gewicht und habe schon jede erdenkliche Diät an mir ausprobiert. Viele Jahre später und kein Kilo leichter habe ich es eigentlich schon aufgegeben und wollte mich mit meiner Situation abfinden. Nie hat es so richtig geklappt und waren die ersten Kilos erst einmal runter, hat es nicht lange gedauert bis das Doppelte wieder drauf war. Nach wochenlangem Hungern und intensiven Sporteinheiten war der Kummer groß. Alles war umsonst und die Kilos wieder drauf.

Durch eine Freundin habe ich von dem Intervallfasten erfahren und wollte es eigentlich gar nicht erst ausprobieren. Denn wie kann es klappen abzuspecken und trotzdem noch alles essen zu können auf was man so Lust hat? Aber als mich die Motivation wieder packte dachte ich mir „was kann eigentlich schief gehen? Wenn es nicht funktioniert, dann ist es eben so.“. Ich habe mich im Internet ein wenig erkundigt und mich für die 5:2-Methode entschieden und sofort ausprobiert.

An den normalen Tagen habe ich mich bemüht, gesund und ausgewogen zu essen. Ich habe viel Gemüse eingebaut und mir gesunde Rezepte ausgesucht, die ich nachgekocht habe. Sogar für ein kleines Dessert oder aber ein Stück Kuchen zum Kaffee war noch Platz und mit der Zeit habe ich sogar noch nicht einmal das Verlangen nach Junk-Food gehabt.

An den Fastentagen, welche ich meistens am Dienstag und am Donnerstag einlegte, habe ich mir zum Beispiel Rührei mit Gemüse zubereitet und dazu eine Scheibe Brot mit Quark und Kräutern gegessen. Bis zum nächsten Essen habe ich viel Tee getrunken, um die kurzen Hungerschübe zu überbrücken und habe mir erst zum Abendessen etwas Warmes gekocht. Da ich meistens abends vor dem Fernseher Heißhunger bekam, habe ich durch mein warmes Abendessen dagegen vorgebeugt. Oft hatte ich Lust auf gegrilltes Fleisch oder Fisch mit viel Salat oder Gemüse und dazu ein paar Kartoffeln oder Reis.

In der ersten Woche war es sehr ungewohnt, an zwei Tagen viel weniger zu essen als üblich, aber schon kurz danach war es für mich normal. Diese zwei Fastentage haben bewirkt, dass ich das Essen wieder zu schätzen gelernt habe und es nicht einfach nebenbei machte. Ich habe es geschafft innerhalb weniger Monate 20 Kilo zu verlieren und mittlerweile kann ich mein neues Gewicht schon seit einem Jahr halten. Der Jo-Jo-Effekt ist ausgeblieben und ich fühle mich viel fitter und gesünder als je zuvor."

Sebastian, 24 Jahre alt.

„Während meines Studiums hatte ich eine sehr stressige Zeit. Neben den Vorlesungen und den Klausuren am Ende des Semesters musste ich nebenbei jobben und genug Geld verdienen, um meine Wohnung und alle Gebühren bezahlen zu können. Es war keine Seltenheit, dass ich morgens um 7 aus dem Haus ging und erst abends um halb 9 wieder zuhause war. Da ich nicht so viel Zeit hatte mir um meine Ernährung Gedanken zu machen, ging es mir größtenteils darum schnell satt zu werden. Also war meine Tiefkühltruhe bis oben hin mit Tiefkühlpizzas und anderen Fertig-Gerichten voll, die ich schnell in den Ofen schieben oder im Topf zubereiten konnte. Mit der Zeit hatte ich immer weniger Energie und das Aufstehen morgens schien mir unmöglich oder aber nur der Gedanke an den kommenden Tag hat mich gänzlich überfordert. Ich schleppte mich von Tag zu Tag und wurde immer träger und hatte so gut wie keine Lust auf irgendetwas. Nach etwa zwei Jahren sprachen mich meine Freunde darauf an und erst dann wurde mir bewusst, dass ich mich verändert hatte. Ich ging kaum aus, war ständig müde und die Konzentration oder Motivation zum Lernen blieb aus. Nicht nur mein Studium, sondern auch mein Leben blieb auf der Strecke und ich wusste, dass ich etwas dagegen unternehmen musste.

Zunächst habe ich mir immer feste Zeiten für das Essen eingeplant. Ich wollte weg vom Fast Food und bewusst das essen, wo von ich auch profitieren konnte. Da ich morgens nie wirklich Hunger hatte, habe ich erst mittags entweder in der Mensa oder aber auch Selbstgemachtes von Zuhause gegessen und abends habe ich mir Zeit genommen das zu kochen, worauf ich wirklich Lust hatte. Ich habe sogar angefangen selbstgemachte Pizza zu backen denn mir war wichtig, dass ich genau wusste, was drin ist und was ich esse. Als ich mich an meinen neuen Lebensstil gewöhnt hatte, wollte ich mehr. Mehr Fitness, mehr Gesundheit, mehr Konzentration. Ich begann zu recherchieren, wie ich mit meiner Ernährung das Beste aus mir herausholen könnte und bin auf das Intervallfasten gestoßen. Zu der Zeit war das Fasten ein ganz großes Thema und in aller Munde. Mir war bis dahin gar nicht bewusst, dass man durch das Fasten so viele Vorteile erlangen konnte. Ich wurde neugierig und habe es direkt ausprobiert. Zunächst habe ich mich an der 16:8-Methode orientiert aber tatsächlich konnte ich die 5:2-Variante besser in meinen Alltag einbauen. Unter der Woche habe ich mir die Fastentage so gelegt, dass ich weniger esse, wenn ich nicht für die Uni lernen musste. Da ich sowieso nie der Frühstücker war, habe ich nur zu Mittag gegessen und war dann auch für den Rest des Tages satt. An den anderen Tagen habe ich normal gegessen und konnte so meine Konzentration und Energie für das Lernen aus dem Essen schöpfen. Nach nur einigen Wochen habe ich gemerkt, dass ich mich viel besser konzentrieren konnte und das Lernen viel effizienter war. Wofür ich damals den ganzen Tag gebraucht habe, konnte ich mittlerweile in wenigen Stunden vollbringen und meine Lernprozesse sogar optimieren. Auf einmal lief wieder alles wie geschmiert und ich habe all das, was ich mir vorgenommen habe, auch wirklich geschafft. Mittlerweile kann ich mir die Fastentage gar nicht mehr wegdenken – es gehört einfach dazu."

Ramona, 30 Jahre alt.

„In meiner Familie ist es keine Seltenheit Diabetes zu haben und so hat es auch bei mir nicht lange gedauert bis mein Arzt mir gesagt hat, dass ich mit meinen Blutwerten kurz davor stehe. Ich wollte mich in meinem

Alter nicht unbedingt einfach damit abfinden, denn ein solches Leben wollte ich nicht führen. Ich habe meine Ernährung analysiert und mich mehr mit der Krankheit befasst. In vielen Ratgebern habe ich hilfreiche Tipps gefunden, aber so wirklich alltagstauglich war das alles für mich nicht. Entweder man sollte auf bestimmte Lebensmittel verzichten oder aber man sollte am besten noch Sportler werden – all das konnte ich für eine gewisse Zeit durchhalten, aber mit Sicherheit nicht mein Leben lang. Irgendwann bin ich durch meine Recherche auf das Intervallfasten gestoßen. Es klang einfach zu gut, um wahr zu sein. Ich sollte damit meine Blutzuckerwerte unter Kontrolle kriegen und das obwohl ich auf so gut wie nichts verzichten müsste? Ich beschloss, es auszuprobieren und habe den Selbsttest gewagt. Der erste Schritt war ein Blutbild beim Arzt, um den momentanen Stand der Dinge zu erfahren. Wie gewohnt, waren meine Werte nicht sonderlich prickelnd, aber das sollte sich ändern. Ich gab mir einen Test-Zeitraum von sechs Monaten und hielt mich an die 5:2-Methode. An zwei Tagen habe ich mich wirklich gezügelt und nach einiger Zeit fiel es mir auch nicht schwer, an diesen Tagen nur 500 Kalorien zu essen. An den restlichen Tagen hatte ich keinerlei Probleme, denn eigentlich konnte ich ja alles essen worauf ich Lust hatte.

Als ich nach einem halben Jahr wieder zum Arzt ging, konnte ich es kaum glauben. Meine Blutzuckerwerte hatten sich stabilisiert und nichts deutete mehr darauf hin, dass ich an Diabetes erkranken würde. Sogar mein Arzt war verwundert und hat mich gefragt, was ich denn geändert hätte, bestätigte mich aber darin damit einfach weiterzumachen. Mich hat diese positive Änderung so motiviert, dass ich mittlerweile sogar ein wenig Sport eingebaut habe und das obwohl ich eigentlich ein Sportmuffel bin. Es geht mir einfach gut damit."

Peter, 57 Jahre alt.

„Seit bereits 20 Jahren leide ich an Rheuma. Mal sind die Schmerzen mehr, mal sind sie weniger, aber die starken Schübe beinträchtigen mich und mein ganzes Leben. Wenn es wieder so weit ist, kann ich mich eigentlich nur zuhause einschließen und mit Schmerzmitteln versuchen meine Schmerzen zu lindern. Irgendwann hat das auch nicht mehr funktioniert und dann musste ich nur noch durchhalten. Manchmal waren es nur ein paar Stunden und wenn es ganz schlimm wurde, hielten die Schmerzen sogar mehrere Tage, bis ich mal wieder Freude an meinem Leben empfand. Ich habe nicht wirklich den Zusammenhang verstanden, wann genau die Schmerzen schlimmer wurden. Aber mein Arzt riet mir, meine Ernährung umzustellen, um diese vielleicht lindern zu können. Durch ihn erfuhr ich zum ersten Mal vom Intervallfasten und dass bereits viele seiner Patienten damit ihre Symptome lindern konnten. Er gab mir einige hilfreiche Tipps mit auf den Weg, was und wann ich essen sollte und so habe ich direkt am nächsten Tag mit der Umstellung angefangen.

Grundsätzlich habe ich nicht viel an meiner Ernährung geändert. Ich habe lediglich mehr Gemüse und Obst eingebaut und natürlich an zwei Tagen weniger gegessen. Zunächst fiel es mir schwer, einen Überblick über meine Kalorien zu haben. Ich habe zuvor noch nie meine Kalorien gezählt. Nach einigen Wochen jedoch, konnte ich sogar ohne jegliche Hilfsmittel gut einschätzen ob ich mein Limit bereits erreicht hatte oder nicht.

Ich habe es schon fast gar nicht bemerkt, aber mittlerweile bin ich seit mehreren Monaten so gut wie schmerzfrei. Die starken Schübe bekomme ich nicht mehr und mit den leichten Schmerzen kann ich sehr gut leben. Das einzige was ich bereue ist, dass ich nicht vorher vom Intervallfasten erfahren habe; So wären mir viele Schmerzen erspart geblieben. Seitdem ich an zwei Tagen faste, bin ich ein neuer Mensch und sogar ein paar Kilo leichter.“

Rezepte

Frühstück

Cremiger Blaubeer-Muffin-Pudding

Zubereitungszeit: 5 Minuten
Kalorien: 253 Kcal

Zutaten für 1 Person

30 g feine Haferflocken
120 ml fettarme Milch
5 g brauner Zucker
½ Pck. Vanillezucker
100 g TK-Blaubeeren
1 EL Vanille-Puddingpulver

Zubereitung

1. In einer kleinen Schale die Haferflocken, das Puddingpulver, den Vanillezucker und den braunen Zucker miteinander vermischen. Nun die Milch und die Blaubeeren unterrühren und gut mit den trockenen Zutaten vermischen.

2. Die Schüssel für 1 ½ Minuten in die Mikrowelle geben, herausnehmen, kurz umrühren und erneut für 1 Minute in die Mikrowelle zurückstellen.

3. Die weichen Haferflocken mit einigen Blaubeeren garnieren und sofort servieren.

Gefüllter French-Toast mit Erdbeeren und Frischkäse

Zubereitungszeit: 20 Minuten
Kalorien: 190 Kcal

Zutaten für 1 Person

2 Scheiben Vollkorntoast
5 Erdbeeren
15 g Frischkäse, fettfrei
1 Eiklar
1 TL Milch
¼ TL Vanilleextrakt
optional etwas Puderzucker

Zubereitung

1. Die Erdbeeren waschen und in Scheiben schneiden. Das Eiklar, die Milch und den Vanilleextrakt in einer Schüssel miteinander verquirlen.

2. Eine Scheibe Vollkorntoast mit dem Frischkäse bestreichen und mit den Erdbeeren belegen. Die andere Scheibe Vollkorntoast auf die belegte Scheibe setzen.

3. Das Sandwich vorsichtig in die Eiklarmischung tauchen und darin wenden, sodass es von beiden Seiten damit benetzt ist.

4. Das Toast in einer Pfanne ohne Fett von beiden Seiten rösten, bis es leicht braun ist. Das Toast diagonal in zwei Dreiecke schneiden, mit ein wenig Puderzucker bestäuben und sofort servieren.

Fruchtiges Orangenquark-Müsli

Zubereitungszeit: 10 Minuten
Kalorien: 250 Kcal

Zutaten für 1 Person

¼ Orange
30 g Magerquark
½ TL Ahornsirup
1 TL Pistazien
50 g Haferflocken

Zubereitung

1. Die Orange schälen, die Orangenfilets herauslösen und dabei den Orangensaft auffangen. Den Saft mit dem Magerquark und dem Ahornsirup zu einer homogenen Masse verrühren.

2. Die Pistazien hacken und mit den Haferflocken, dem Quark, und dem Orangensaft verrühren. Die Orangenfilets auf dem Quark anrichten und sofort servieren.

Kokos-Erdbeer-Pudding mit Chiasamen

Zubereitungszeit: 5 Minuten
Kalorien: 290

Zutaten für 1 Person

1 ½ EL Chiasamen
1 EL Kokosflocken
200 ml fettarme Milch
1 EL Zucker
1 Msp. Vanille
100 g frische oder TK-Erdbeeren

Zubereitung

1. Alle Zutaten, bis auf die Erdbeeren, miteinander verrühren und in einem Einmachglas über Nacht im Kühlschrank quellen lassen.

2. Am nächsten Morgen die Erdbeeren waschen, den Strunk entfernen und in mundgerechte Stücke schneiden.

3. Einen Teil der Erdbeeren unter den Pudding rühren und den anderen Teil als Garnitur verwenden. Sofort genießen.

Cremiger Bananen-Himbeer-Joghurt im Glas

Zubereitungszeit: 10 Minuten
Kalorien: 260 Kcal

Zutaten für 1 Person
50 g TK-Himbeeren
1 EL Pekannüsse
½ Banane
200 g fettarmer Naturjoghurt

Zubereitung

1. Die Himbeeren am besten über Nacht im Kühlschrank auftauen und in einem Sieb abtropfen lassen. Die Hälfte der Pekannüsse hacken und die Banane geschält in Scheiben schneiden.

2. Den Naturjoghurt abwechselnd mit den Früchten und Nüssen in einem Glas schichten und die übrigen Pekannüsse als Garnitur obendrauf geben.

Erfrischendes Apfelmus mit Papaya

Zubereitungszeit: 5 Minuten
Kalorien: 215 Kcal

Zutaten für 1 Person

140 g Papaya
100 g Äpfel
½ Clementine
¼ Zitrone
1 EL Sonnenblumenkerne

Zubereitung

1. Die Sonnenblumenkerne ohne Fett kurz anrösten und die Clementine schälen. Die Papaya und die Clementine in kleine Stücke schneiden und den Apfel raspeln.

2. Die Früchte mit etwas Zitronensaft und den Sonnenblumenkernen vermischen und anrichten.

Tomaten-Rührei auf knackigem Toast

Zubereitungszeit: 10 Minuten
Kalorien: 230 Kcal

Zutaten für 1 Person

40 g Cocktailtomaten
2 dünne Vollkorn-Baguette-Scheiben
2 m.-große Eier
1 EL fettarme Milch
Salz
Pfeffer
½ TL Öl
etwas Petersilie

Zubereitung

1. Die Eier in einer Schüssel aufschlagen, mit der Milch verquirlen und etwas salzen als auch pfeffern. Die Cocktailtomaten waschen und in Viertel schneiden.

2. Die Eimasse in eine Pfanne mit dem erhitztem Öl geben, stocken lassen und die Tomaten dazugeben. Das Rührei etwa 1 Minute weiter braten und währenddessen die Baguettescheiben toasten.

3. Das Tomaten-Rührei auf den Baguette-Scheiben verteilen und mit etwas Petersilie bestreuen.

Krabbenküchlein Benedict mit Avocado-Relish

Zubereitungszeit: 20 Minuten
Kalorien: 231 Kcal

Zutaten für 1 Person

Für die Krabbenküchlein
80 g Jumbo-Krabbenfleisch
1 TL Naturjoghurt
20 g Semmelbrösel
½ Ei, geschlagen
1 Spritzer Limettensaft
1 TL gehackter Koriander
1 TL frischer Schnittlauch
1 Spritzer Tobasco-Sauce

Für das Avocado-Relish
1/3 Avocado
10 g rote Zwiebeln
1/3 Tomate
1 TL gehackter Koriander
1 Spritzer Limettensaft
1 Spritzer Olivenöl
1 Prise Salz
1 Prise gemahlener schwarzer Pfeffer

Für das pochierte Ei
1 großes Ei
½ TL Apfelessig
1 Prise Salz

Garnitur
gehackter Koriander

Zubereitung

1. Für die Krabbenküchlein das Krabbenfleisch in eine mittelgroße Schüssel geben. Die restlichen Zutaten für das Krabbenfleisch in eine kleinere Schüssel geben und alles miteinander verrühren. Die Joghurt-Mischung nun zu den Krabbenfleisch geben, vorsichtig umrühren und in eine kleine Form füllen. Die Form zunächst zugedeckt im Kühlschrank aufbewahren.

2. Für das Relish alle Zutaten in einer Schüssel miteinander verrühren und bei Raumtemperatur ziehen lassen.

3. Für das pochierte Ei, das Ei in einer kleinen Schüssel aufschlagen und etwas Wasser mit dem Essig und Salz in einem Topf zum Kochen bringen. Das Wasser mit einem Löffel kräftig umrühren, sodass ein kleiner Strudel entsteht. Das verhindert die Trennung von Eiklar und -gelb. Nun vorsichtig das Ei in die Mitte des Topfes gleiten und für etwa 2 Minuten köcheln lassen. Danach die Herdplatte ausstellen, einen Deckel auf den Topf geben und das Ei so weitere 2 Minuten garen lassen.

4. Das Ei vorsichtig aus dem Wasser heben und auf einem mit Papiertüchern ausgelegtem Teller platzieren.

5. Nun den in Form gebrachten Krabbenkuchen in einer Pfanne von jeder Seite etwa 4-5 Minuten braten. Den Kuchen aus der Pfanne heben und auf einem Teller legen. Das Relish auf dem Küchlein verteilen, das Ei darauflegen und das Gericht mit etwas frischem Koriander garnieren. Sofort servieren.

Warmes Pita-Brot mit Hummus

Zubereitungszeit: 10 Minuten
Kalorien: 280 Kcal

Zutaten für 1 Person

1 Pita-Brot
½ rote Paprika
1 Knoblauchzehe
50 g Kichererbsen aus der Dose
1 EL Olivenöl
etwas Zitronensaft
3 geröstete Paprika aus dem Glas
Salz
Pfeffer

Zubereitung

1. Die rote Paprika in Streifen und die Knoblauchzehe in feine Stücke schneiden. Die Kichererbsen in einem Sieb mit kaltem Wasser abspülen und gut abtropfen lassen.

2. Das Olivenöl, die Kichererbsen, ein wenig Zitronensaft, den Knoblauch und die geröstete Paprika in einem hohen Gefäß mit einem Pürierstab zu einem glatten Mus pürieren und mit Salz und Pfeffer abschmecken.

3. Das Pita-Brot toasten, zur Hälfte einschneiden und das Hummus und die rote Paprika in das Brot füllen.

Cremiger Schafskäsequark auf Vollkorntoast

Zubereitungszeit: 30 Minuten
Kalorien: 300 Kcal

Zutaten für 1 Person

2 Vollkorntoast-Scheiben
¼ Bund Basilikum
¼ kleine Zwiebel
¼ Gurke
125 g Magerquark
20 g Feta
25 ml fettarme Milch
Salz
Pfeffer
etwas Zitronensaft

Zubereitung

1. Den Basilikum waschen und bis auf ein paar Blätter hacken. Die Zwiebel und die Gurke schälen und in feine Würfel schneiden. Einige Gurkenwürfel beiseitestellen.

2. Den Feta mit den Händen zerbröseln und mit dem Quark, der Milch, dem Basilikum, der Gurke und der Zwiebel zu einer glatten Creme verrühren. Die Creme mit etwas Zitronensaft beträufeln und mit Salz und Pfeffer würzen.

3. Das Vollkorntoast toasten und die Creme auf den Scheiben verteilen. Sofort servieren.

Avocado-Ei-Power-Bowl

Zubereitungszeit: 5 Minuten
Kalorien: 295

Zutaten für 1 Person

2 hartgekochte Eier
½ Avocado
1 TL rote Zwiebel, fein gehackt
1 TL rote Paprika, fein gehackt
Salz
Pfeffer

Zubereitung

1. Die gekochten Eier und das Fruchtfleisch der ½ Avocado vierteln und in eine Schüssel geben. Nun die fein gewürfelte Zwiebel und die rote Paprika dazugeben und kurz umrühren.

2. Mit Salz und Pfeffer würzen und sofort servieren.

Kalorienarmes Tiroler-Gröstl

Zubereitungszeit: 30 Minuten
Kalorien: 200 Kcal

Zutaten für 1 Person

125 g Hokkaido-Kürbis
125 g Kartoffeln
1/3 Zwiebel
1 TL Butterschmalz
20 g Speck
½ TL Kürbiskerne
Salz
Pfeffer
einige Majoran-Blättchen

Zubereitung

1. Den Kürbis entkernen, die Kartoffeln schälen und beides in Würfel schneiden. Die Zwiebel pellen. in feine Würfel schneiden. Die Kartoffel in zerlassenem Butterschmalz etwa 10 Minuten braten und dann den Kürbis und die Zwiebeln dazugeben. Das Gemüse mit Salz und Pfeffer würzen und weitere 10-15 Minuten gar braten.

2. Die Speckscheiben halbieren und die Kürbiskerne kurz anrösten. Die Kerne aus der Pfanne nehmen und den Speck darin knusprig braten. Das Gröstl mit dem Speck, den Kürbiskernen und einigen Majoran-Blättchen servieren.

Ei-Brokkoli-Salat mit getrockneten Tomaten und Pinienkernen

Zubereitungszeit: 40 Minuten
Kalorien: 300 Kcal

Zutaten für 1 Person

250 g Brokkoli
1 Ei
½ TL Senf
½ TL Öl nach Wahl
½ Knoblauchzehe
2 Champignons
1 ½ getrocknete Tomaten
70 g fettarmer Joghurt
1 TL Pinienkerne
Pfeffer
Salz

Zubereitung

1. Das Ei hart kochen, abgießen, pellen und auskühlen lassen. Den Brokkoli in mundgerechte Stücke und die Tomaten in dünne Streifen schneiden.

2. Den Brokkoli in Salzwasser etwa 7 Minuten dünsten und die Tomaten kurz vor Ende der Garzeit dazugeben und mitdünsten. Nun das Gemüse in einem Sieb abgießen und gut abtropfen lassen.

3. Die Pinienkerne ohne Zugabe von Fett rösten und auskühlen lassen. Die Champignons putzen und in feine Scheiben schneiden.

4. Für das Dressing den Joghurt, das Öl und etwas Salz und Pfeffer zu einem Dressing verquirlen. Den

Knoblauch durch eine Knoblauchpresse zu dem Dressing geben und gut unterrühren.

5. Alle Zutaten in eine ausreichend große Schüssel geben und mit dem Joghurt-Dressing vermischen.

6. Während das Gemüse im Dressing zieht, das abgekühlte Ei in Spalten schneiden, in den Salat geben und vorsichtig umrühren. Den Salat mit den Pinienkernen bestreuen und sofort servieren.

Salate

Knackiger Caprese-Salat mit gegrilltem Hähnchen

Zubereitungszeit: 20 Minuten
Kalorien: 293 Kcal

Zutaten für 1 Person

100 g Hähnchenbrustfilets
2 Pflaumentomaten
220 g Römersalat
20 g Feta
1 EL gehacktes Basilikum
2 EL helles Balsamico-Vinaigrette-Dressing
Knoblauchpulver
Salz
Pfeffer

Zubereitung

1. Die Tomaten in Hälften schneiden, den Römersalat hacken und den Feta würfeln.

2. Das Hähnchen in einer Pfanne auf mittlerer Hitze braten. Mit Salz und Pfeffer würzen. Nun die Tomaten mit der Schnittseite nach oben zu dem Hähnchen geben, mit dem Knoblauchpulver würzen und das Hähnchen etwa 4 weitere Minuten braten, bis es gar und die Tomaten weich sind. Das Hähnchen in mundgerechte Stücke schneiden.

3. Den Salat auf einem Teller verteilen, das Hähnchen mit den Tomaten drüber geben und mit dem Feta und dem Basilikum bestreuen. Nun noch mit dem Dressing beträufeln, vorsichtig umrühren und sofort servieren.

Bunter Barbecue-Hähnchen-Salat mit Tortilla-Chips

Zubereitungszeit: 30 Minuten
Kalorien: 280 Kalorien

Zutaten für 1 Person

100 g Hähnchenbrustfilets
1 Prise Salz
1 Prise gemahlener schwarzer Pfeffer
½ EL Barbecue-Sauce
150 g Römersalat
50 g Mais
30 g schwarze Bohnen
½ Tomate
30 g Gurke
20 g Frühlingszwiebeln
2 grob zerstoßene Tortilla-Chips

Für das Dressing

40 g Naturjoghurt
1 EL Barbecue-Sauce
1 TL Gemüsebrühe
½ TL Milch

Zubereitung

1. Die Tomate würfeln, die Gurke schälen und ebenfalls würfeln. Die Frühlingszwiebeln waschen und fein würfeln.

2. Für das Dressing den Jogurt, die Barbecue-Sauce, die Gemüsebrühe und die Milch miteinander verrühren, bis eine glatte Sauce entsteht.

3. Das Hähnchen in eine beschichteten Pfanne geben, mit Salz und Pfeffer bestreuen und mit der Hälfte der

Barbecue-Sauce bestreichen. Das Hähnchen wenden, mit der restlichen Sauce bestreichen und auf mittlerer Hitze garen. Das Hähnchen aus der Pfanne nehmen und in mundgerechte Stücke schneiden.

4. Das Gemüse mit den Bohnen und dem Mais für den Salat in eine Schüssel geben, das Hähnchen und die zerstoßenen Tortilla-Chips hinzufügen. Das Barbecue-Dressing auf dem Salat verteilen, umrühren und sofort genießen.

Knackiger Rucola-Salat mit Linsen, Feta und Walnüssen

Zubereitungszeit: 40 Minuten
Kalorien: 300

Zutaten für 1 Person

25 g Rucola
30 g Linsen
25 g Feta
75 g Cocktailtomaten
3 Walnüsse
¼ TL Honig
1 EL Apfelessig
¼ TL Senf
1 EL Olivenöl
100 ml Orangensaft
½ roter Apfel
Salz
Pfeffer

Zubereitung

1. Den Orangensaft in einem Topf aufkochen und die Linsen darin etwa 15 Minuten garen.

2. Zwischenzeitlich die Tomaten waschen und optional halbieren. Den Feta mit den Händen zerbröckeln, den Rucola waschen und die Walnüsse hacken.

3. Das Dressing aus dem Essig, dem Senf, dem Honig und dem Öl zubereiten. Den Apfel würfeln und mit dem Dressing, den gekochten Linsen und den Walnüssen mischen. Nach Belieben mit Salz und Pfeffer würzen.

Fruchtiger Quinoa-Salat mit Granatapfelkernen

Zubereitungszeit: 30 Minuten
Kalorien: 241

Zutaten für 1 Person

40 g Rucola
15 g Quinoa
40 g Feldsalat
¼ Granatapfel
1 EL Apfelessig
1 EL Walnussöl
Salz
Pfeffer

Zubereitung

1. Das Quinoa in einem Sieb heiß abspülen und in kochendem Salzwasser garen.

2. Während das Quinoa kocht, den Rucola und den Feldsalat gewaschen in eine ausreichend große Schüssel geben. Die Granatapfelkerne herauslösen und auf dem Salat verteilen. Das fertige Quinoa abgießen und unter den Salat mischen.

3. Für das Dressing das Öl mit dem Essig vermischen und mit Salz und Pfeffer abschmecken. Den Salat mit dem Dressing beträufeln und sofort servieren.

Fruchtig-würziger Garnelensalat mit Orangen

Zubereitungszeit: 25 Minuten
Kalorien: 200 Kcal

Zutaten für 1 Person

100 g küchenfertige Garnelen
60 g Gurke
½ Orange
1/3 Römersalatherz
1 EL Limettensaft
2/3 EL Öl nach Wahl
Salz
Pfeffer
schwarze Pfefferkörner, zerstoßen

Zubereitung

1. Eine Hälfte der Orange schälen, häuten und in Scheiben schneiden. Die andere Hälfte auspressen und den Saft auffangen. Die Gurke schälen, entkernen und in feine Scheiben, das Salatherz in mundgerechte Stücke schneiden. Die Orangenscheiben, die Gurke und den Salat in eine Schüssel geben.

2. Den Limettensaft mit dem Orangensaft, dem Öl und etwas Salz und Pfeffer zu einer Vinaigrette verrühren.

3. Die Garnelen entdarmen, mit den zerstoßenen Pfefferkörnern bestreuen und in einer Grillpfanne von jeder Seite grillen und anschließend leicht salzen.

4. Nun die Garnelen in die Schüssel geben, den Salat mit der Vinaigrette vermischen und anrichten.

Nussiger Reis-Salat mit Baby-Spinat und Zuckerschoten

Zubereitungszeit: 25 Minuten
Kalorien: 246

Zutaten für 1 Person

50 g Vollkornreis
1 EL Gemüsebrühe
¾ EL Rotweinessig
1 TL Olivenöl
½ TL Apfeldicksaft
40 g Zuckerschoten
25 g Lollo Bionda
25 g Cocktailtomaten
20 g Baby-Spinat
Frische Petersilie
Salz
Pfeffer

Zubereitung

1. Den Reis nach Packungsanweisung in Salzwasser garen, abgießen und abkühlen lassen.

2. Währenddessen die Gemüsebrühe mit dem Essig und dem Apfeldicksaft zu einem Dressing verrühren. Mit Salz und Pfeffer würzen und das Öl einmischen.

3. Die Zuckerschoten in grobe Stücke schneiden, in kochendem Salzwasser garen und unter kaltem Wasser kurz abschrecken. Den Lollo Bionda waschen und klein schneiden. Tomaten vierteln und die Petersilie hacken.

4. Die Zuckerschoten, den Salat, den Spinat sowie die Tomaten und die Petersilie in eine Schüssel geben und mit dem Reis verrühren. Das Dressing unter den Salat heben, eventuell mit Salz und Pfeffer abschmecken und sofort servieren.

Würziger Kartoffel-Rucola-Salat mit Radieschen

Zubereitungszeit: 30 Minuten
Kalorien: 260 Kcal

Zutaten für 1 Person

250 g festkochende Kartoffeln
¼ rote Zwiebel
50 ml Gemüsebrühe
1 EL Essig nach Wahl
60 g Radieschen
½ TL körniger Senf
40 g Rucola
1 EL Rapsöl
Salz
Pfeffer

Zubereitung

1. Die Kartoffeln in einem geschlossenen Topf dämpfen, bis sie gar sind.

2. Währenddessen die Gemüsebrühe zum Kochen bringen, die Zwiebel würfeln und in den Topf geben. Den Topf von der Kochstelle nehmen und die Brühe etwa 5 Minuten ziehen lassen. Die Brühe nun mit dem Senf, dem Essig und etwas Salz und Pfeffer zu einer Marinade verrühren.

3. Die Radieschen in Scheiben schneiden und den Rucola gewaschen nach Belieben klein zupfen.

4. Die Kartoffeln gepellt in Scheiben schneiden und mit der Senf-Marinade vermengen. Alle Zutaten in einer Schüssel miteinander vermischen, eventuell mit Salz und Pfeffer abschmecken und sofort servieren.

Cremiger Kartoffel-Salat mit Linsen und Feta

Zubereitungszeit: 30 Minuten
Kalorien: 300

Zutaten für 1 Person

100 g vorwiegend festkochende Kartoffeln
50 g Zucchini
50 g Linsen aus der Dose
40 g rote Paprika
50 g Zwiebeln
40 g Joghurt
20 g Schafskäse
1 Prise Zucker
1 EL Weißweinessig
Salz
Pfeffer

Zubereitung

1. Die Kartoffeln garkochen und ausdämpfen, die Linsen eventuell abgießen und abtropfen lassen. Die Zucchini in mundgerechte Stücke, die Paprika in Streifen schneiden und die Zwiebel würfeln.

2. Den Feta-Käse in einer Schale zerbröseln und mit dem Joghurt sowie etwas Zucker, Essig, Salz und Pfeffer zu einem Dressing vermengen.

3. Die Kartoffeln gepellt in Scheiben schneiden und mit dem restlichen Gemüse in einer ausreichend großen Schüssel vermischen. Das Dressing unter den Salat heben und den Salat optional ein wenig ziehen lassen, damit sich die Aromen entfalten. Den Salat mit Salz und Pfeffer würzen und sofort servieren.

Knackiger Quinoa-Salat mit Tomaten und Kichererbsen

Zubereitungszeit: 40 Minuten
Kalorien: 270 Kcal

Zutaten für 1 Person

50 g Quinoa
100 ml Gemüsebrühe
40 g Cocktailtomaten
50 g Kichererbsen aus der Dose
1 EL Zitronensaft
40 g Gurke
Salz
Pfeffer

Zubereitung

1. Den Quinoa waschen, in der kochenden Gemüsebrühe garen und anschließend ausquellen lassen.

2. Die Kichererbsen aus der Dose in einem Sieb abtropfen lassen und kurz abspülen.

3. Die Tomaten eventuell halbieren und die Gurke fein würfeln.

4. Das Quinoa in eine Schüssel geben, mit der Gabel auflockern und mit den Tomaten, der Gurke und den Kichererbsen vermischen. Den Zitronensaft über den Salat träufeln und anschließend mit Salz und Pfeffer abschmecken.

Bunter Kichererbsen-Salat

Zubereitungszeit: 20 Minuten
Kalorien: 252 Kcal

Zutaten für 1 Person

¼ Dose Kichererbsen
120 g bunte Tomaten
15 g Feta
¼ Gurke
1 EL Zitronensaft
1 Schuss Balsamico
1 EL Honig
Salz
Pfeffer
Olivenöl

Zubereitung

1. Die Tomaten und die Gurke in kleine Stücke schneiden und in eine ausreichend große Schüssel geben. Die Kichererbsen abspülen, abtropfen lassen und zu dem Gemüse in die Schüssel geben. Den Feta fein würfeln und unter den Salat heben.

2. Den Zitronensaft mit dem Honig, dem Balsamico und dem Öl zu einem Dressing verquirlen. Mit Salz und Pfeffer abschmecken, unter den Salat mischen und sofort servieren.

Mediterraner Gemüsesalat mit Feta

Zubereitungszeit: 10 Minuten
Kalorien: 250

Zutaten für 1 Person

50 g Zwiebeln
50 g Cocktailtomaten
50 g rote Paprika
50 g Gurke
1 TL Öl nach Wahl
60 g Feta
Essig
Salz
Pfeffer

Zubereitung

1. Die Zwiebeln ein hacken, die Cocktailtomaten eventuell halbieren und die Gurke und die Paprika in Würfel schneiden.

2. Das Dressing aus dem Öl, dem Essig und etwas Salz und Pfeffer nach Belieben zubereiten.

2. Das Gemüse in einer Schüssel miteinander vermischen und mit dem Dressing vermengen. Den Feta-Käse fein würfeln oder mit den Fingern zerbröckeln und über den Salat streuen.

Warme Gerichte

Gebratenes Hähnchen mit Brokkoli und Spargel

Zubereitungszeit: 20 Minuten
Kalorien: 239

Zutaten für 1 Person

125 g Hühnerbrustfilet
½ Knoblauchzehe
¼ Bund Spargel
90 g Brokkoli
½ EL Sojasauce
½ TL Honig
1 TL geröstete Sesamsamen
1 Schalotte
1 EL Sesamöl
20 ml Gemüsebrühe

Zubereitung

1. Die Hähnchenbrust würfeln und den Spargel schälen. Den Brokkoli in Röschen und die Schalotte in Scheiben schneiden.

2. Die Hälfte des Sesamöls in einem Topf erhitzen und den Knoblauch darin nur kurz erhitzen, bis er goldgelb aber nicht verbrannt ist. Nun den Brokkoli und den Spargel zu dem Knoblauch geben, die Pfanne mit einem Deckel verschließen und das Gemüse etwa 5 Minuten dünsten.

3. In der Zwischenzeit den Honig mit der Sojasauce und der Schalotte verrühren.

4. Nun das Gemüse aus dem Topf in eine Schüssel legen und die Hähnchenbrustfilet-Würfel mit der Honig-Sojasaucen-Mischung und dem restlichen Sesamöl in

den Topf geben. Das Gericht etwa 3-5 Minuten garen, bis das Hähnchen nicht mehr rosa ist.

5. Anschließend das Gemüse erneut dazugeben und alles für weitere 3-5 Minuten garen. Das Gericht vor dem Servieren mit den Sesamsamen bestreuen und noch heiß genießen.

Tipp: Sind noch ein paar Kalorien für den Tag übrig, kann man etwas Vollkornreis dazu servieren.

Hähnchen im Speckmantel mit Tomaten

Zubereitungszeit: 30 Minuten
Kalorien: 300 Kcal

Zutaten für 1 Person

1 kleines Hähnchenbrustfilet
1 Thymian-Zweig
1 EL Kräuterfrischkäse
1 Scheibe Speck
1 TL Rapsöl
100 g bunte Kirschtomaten
1 Schuss Weißwein
1 Schuss Gemüsebrühe
Salz
Pfeffer

Zubereitung

1. Einige Thymian-Blättchen vom Zweig abzupfen, diese mit dem Frischkäse vermischen und mit Salz und Pfeffer würzen. Mit einem Messer eine kleine Tasche in das Hähnchen schneiden und diese mit dem Frischkäse befüllen. Das Hähnchen mit dem Speck umwickeln und diesen mit einem Zahnstocher am Hähnchen befestigen.

2. Das Fleisch im heißen Öl von allen Seiten goldbraun anbraten und währenddessen die Tomaten waschen und beiseitelegen.

3. Das Hähnchenbrustfilet in eine Auflaufform setzen, mit Weißwein und Gemüsebrühe auffüllen und etwa 15 Minuten bei 180°C im heißen Ofen backen.

4. Die Tomaten zu dem Fleisch geben, salzen und pfeffern und für weitere 15 Minuten backen. Heiß servieren.

Saftiges Ribeye-Steak mit Gemüse aus der Pfanne

Zubereitungszeit: 20 Minuten
Kalorien: 215 Kcal

Zutaten für 1 Person

½ Ribeye-Steak
½ Zwiebel
150 g Cocktailtomaten
¼ Bund Petersilie
½ Avocado
1 EL Zitronensaft
1 EL Olivenöl
Salz
Pfeffer

Zubereitung

1. Die Tomaten halbieren und die Zwiebeln würfeln. Die Petersilien-Blätter von den Stielen zupfen und hacken. Das Fruchtfleisch der Avocado aus der Schale lösen, in mundgerechte Stücke schneiden und mit dem Zitronensaft beträufeln. Das Fleisch in Streifen schneiden.

2. Das Steak in heißem Öl etwa 2 Minuten anbraten, salzen, pfeffern und anschließend herausnehmen. In derselben Pfanne die Zwiebelwürfel und die Tomaten anbraten und anschließend die Avocado kurz mitbraten. Kräftig salzen und pfeffern und mit Petersilie bestreut zu den Steakstreifen servieren.

Cremiges Champignons-Risotto mit Parmesan

Zubereitungszeit: 45 Minuten
Kalorien: 300

Zutaten für 1 Person

75 g Champignons
50 g Graupen
40 g Parmesan
½ EL Öl
200 ml Gemüsebrühe
½ Basilikumstiel
15 g Butter
Salz
Pfeffer

Zubereitung

1. Die Champignons mit einem Pinsel putzen, in kleine Stücke schneiden und die Zwiebel würfeln.

2. Die Zwiebel in heißem Öl glasig dünsten, die Champignons dazugeben und mit der Zwiebel kurz mitdünsten.

3. Nun die Graupen zu dem Gemüse geben und alles mit etwas Gemüsebrühe ablöschen. Ist die Gemüsebrühe aufgesogen, weitere Brühe hinzufügen, bis keine Flüssigkeit mehr vorhanden ist und die Graupen gar sind.

4. Während das Risotto köchelt, das Basilikum waschen, die Blättchen hacken und den Parmesan reiben. Nun das Basilikum und die Butter in das Risotto geben, mit Salz und Pfeffer abschmecken und sofort servieren.

Orientalische Gemüse-Pfanne mit Hirse

Zubereitungszeit: 45 Minuten
Kalorien: 280 Kcal

Zutaten für 1 Person

40 g Hirse
¼ Zwiebel
¼ Chilischote
½ Knoblauchzehe
25 g getrocknete Aprikosen
½ Karotte
40 g Lauch
½ TL Öl
190 ml Gemüsebrühe
1 EL Zitronensaft
10 g frische Petersilie
½ TL arabische Gewürzmischung (El Baharat)
50 g Vollmilchjoghurt

Zubereitung

1. Die Zwiebel und den Knoblauch würfeln, die Chili und die Aprikose hacken. Die Möhren in dünne Scheiben, den Lauch halbieren und in Halbringe schneiden.

2. Das Gemüse in heißem Öl kurz andünsten und die gewaschene Hirse mit der Brühe, den Aprikosen und allen Gewürzen in der Pfanne aufkochen lassen. Unter gelegentlichem Rühren die Hirse köcheln lassen und anschließend mit Salz, Pfeffer und Zitronensaft abschmecken.

3. Die Petersilie-Blätter hacken, über die Hirse-Pfanne streuen und mit dem Joghurt zusammen anrichten.

Exotische Kräuter-Edamame-Nudeln

Zubereitungszeit:
Kalorien: 270 Kcal

Zutaten für 1 Person
50 g Edamame-Nudeln
75 g Mango
1 rote Chilischote
1 EL Limettensaft
½ TL Fischsauce
1 Thai-Basilikum-Stängel
1 Minze-Stängel
1 Schuss Sesamöl

Zubereitung

1. Die Mango in dünne Streifen schneiden, die Chilischote längs halbieren, entkernen und hacken. Das Basilikum und die Minze waschen und die Blätter abzupfen.

2. Die Edamame-Nudeln nach Packungsanweisung in kochendem Wasser garen, abgießen und mit der Mango, der Chili und den Minze- und Basilikumblättern vermischen.

3. Den Limettensaft mit der Fischsauce und ein wenig Sesamöl vermischen und unter die Nudeln mischen. Sofort servieren.

Gedünstete Kräutermuscheln auf Vollkornreis mit Gemüse

Zubereitungszeit: 15 Minuten
Kalorien: 248 Kcal

Zutaten für 1 Person
60 g Vollkornreis
5 Jakobsmuscheln
1 EL Öl
1 EL Zitronensaft
¼ TL getrocknetes Basilikum
¼ TL Zwiebel-Salz
¼ TL Knoblauchpulver
Salz
2 EL Balsamico-Dressing oder Dressing nach Wahl
200 g Gemüse nach Wahl

Zubereitung

1. Den Dampfgarer vorbereiten oder ein Metallsieb in einen großen Topf geben (diesen bis zur Unterkante des Siebs mit Wasser füllen) Das Wasser kochen.

2. Den Reis nach Packungsanweisung garen und gut abtropfen lassen. Den Reis auf einem Teller anrichten und beiseitestellen.

2. Die Jakobsmuscheln mit dem Dressing, Öl und den Gewürzen verrühren und dann mit dem Gemüse in den Dampfgarer oder in das Sieb legen. Die Muscheln und das Gemüse zugedeckt für etwa 7-8 Minuten dünsten, bis die Muscheln nicht mehr durchsichtig sind.

3. Muscheln und Gemüse auf dem Reis anrichten, mit Zitronensaft und Dressing beträufeln, heiß servieren.

Cremige Spinat-Fettuccine

Zubereitungszeit: 30 Minuten
Kalorien: 286

Zutaten für 1 Person

60 g Fettuccine
½ Knoblauchzehe
½ TL Butter
60 ml Milch
1 EL Schmand
1 Msp. Geriebene Muskatnuss
100 g Babyspinat
30 g geriebener Parmesan
Salz
Pfeffer
Mehl

Zubereitung

1. Die Knoblauchzehe und den Babyspinat grob hacken. Die Fettuccine nach Packungsanweisung in kochendem Salzwasser garen und etwas Kochwasser in einer Tasse beiseitestellen.

2. In einem Topf den Knoblauch in heißer Butter anbraten, bis er goldgelb ist und duftet. Die Kochstelle auf mittlere Hitze herunterstellen und ein wenig Mehl unterrühren. Nun die Milch und die Sahne dazugeben und so lange rühren, bis die Sauce glatt ist. Die Sauce zum Kochen bringen und unter gelegentlichen Rühren eindicken lassen. Ist die Sauce zu flüssig, noch etwas Mehl einrühren.

3. Den Topf vom Herd nehmen und den Spinat und den Parmesan unterrühren, bis der Spinat welk und der

Käse geschmolzen ist. Nun die Sauce mit etwas Salz und Pfeffer pürieren, bis sie glatt ist.

4. Die noch heiße Sauce über die Fettuccine geben und das beiseitegelegte Kochwasser nach und nach einrühren, bis die Nudeln gleichmäßig mit der Sauce überzogen sind. Mit Salz und Pfeffer abschmecken und heiß mit etwas geriebenem Parmesan servieren.

Garnelen aus der Pfanne mit buntem Gemüse

Zubereitungszeit: 45 Minuten
Kalorien: 300 Kcal

Zutaten für 1 Person

125 g Garnelen
½ Knoblauchzehe
½ gelbe Paprika
¼ Brokkoli
½ rote Paprika
¼ Bund Frühlingszwiebel
½ EL Öl
80 ml Gemüsebrühe
20 ml trockener Weißwein
Salz
Pfeffer

Zubereitung

1. Den Knoblauch würfeln und die Paprika in feine Streifen schneiden. Den Brokkoli in seine Röschen zerteilen und die Frühlingszwiebeln in schmale Ringe schneiden.

2. Den Knoblauch kurz in heißem Olivenöl andünsten, die Garnelen hinzufügen und etwa 4 Minuten mitbraten. Mit Salz und Pfeffer würzen und auf einem Teller beiseitestellen.

3. Nun das übrige Gemüse in die noch heiße Pfanne geben und mit der Gemüsebrühe und dem Wein auffüllen. Das Gemüse in der Flüssigkeit köcheln, bis es gar ist und anschließend die Garnelen wieder hinzufügen und kurz ziehen lassen. Sofort servieren.

Leckere Krabben-Tacos mit Salsa aus grünem Apfel

Zubereitungszeit: 30 Minuten
Kalorien: 259

Zutaten für 1 Person

2 Mais-Tortillas
10 g Frischkäse
¼ Jalapeño-Schote
½ TL Olivenöl
1 TL Limettensaft
½ TL gem. roter Pfeffer
125 g Garnelen, geschält
15 g Frühlingszwiebeln
¼ Granny Smith Apfel
Salz
Kreuzkümmel
Paprikapulver

Zubereitung

1. Die Hälfte des Olivenöls mit der Hälfte des Limettensafts, Kreuzkümmel, Paprikapulver und Pfeffer in einer kleinen Schüssel verrühren. Die Garnelen mit der Gewürzmischung in einem Plastikbeutel durchmischen und verschließen. 15 Minuten ziehen lassen.

2. Den Rest von Olivenöl und Limettensaft mit Zwiebeln, Salz, gehackter Jalapeño und dem in Scheiben geschnittenen Apfel vermischen und beiseitestellen.

3. Die Garnelen aus der Marinade nehmen und in einer Pfanne mit Salz bestreut garen. Die Garnelen aus der Pfanne nehmen und die Tortillas in der Pfanne rösten.

4. Die Tortilla mit den Garnelen belegen, gleichmäßig mit Salsa bestreichen und mit Frischkäse servieren.

Würziger Rotbarsch mit leckerer Kräuterhaube

Zubereitungszeit: 45 Minuten
Kalorien: 300 Kcal

Zutaten für 1 Person

150 g Rotbarschfilet
40 ml Fischbrühe
5 Cockatiltomaten
¼ Knoblauchzehe
¾ EL Limettensaft
½ Stange Lauch
¾ EL Öl nach Wahl
10 g Petersilie
10 g Basilikum
¼ getrocknete Chilischote
1 Korianderstiel
Pfeffer
Salz

Zubereitung

1. Den Lauch in dünne Ringe schneiden, in kochendem Salzwasser kurz blanchieren und abgegossen in eine Auflaufform geben.

2. Den Knoblauch in Scheiben schneiden und mit der Hälfte des Öl und Limettensafts, Salz und Pfeffer zu dem Lauch geben. Das Gemüse gut vermischen, bis es vollständig von den Flüssigkeiten benetzt ist.

3. Die Chilischote in einem Mörser kurz zerstoßen, die Kräuter hacken und beides mit dem übrig gebliebenem Öl, Limettensaft und etwas Salz und Pfeffer vermischen. Nun diese Mischung auf den Rotbarsch verstreichen und in die Auflaufform setzen.

4. Die Fischbrühe in die Auflaufform gießen, Tomaten hinzugeben und den Fisch bei 200°C im Ofen backen.

Schlusswort

Entscheidet man sich für das Intervallfasten, so kann es vielerlei Beweggründe haben. Die Einen möchten ein paar überschüssige Kilos verlieren, die Anderen wiederrum wollen Krankheiten vorbeugen oder aber einfach einen gesünderen Lebensstil führen. Egal welcher Grund einen dazu bewegt mit dem Intervallfasten zu beginnen, es wird ohnehin enorme positive Effekte auf den menschlichen Körper und Geist haben.

In diesem Buch findet man hilfreiche Tipps und Tricks, um sich zu motivieren und einen erfolgreichen Start in die Welt des Intervallfastens zu absolvieren. Außerdem helfen die zahlreichen Rezepte dabei, ein Gefühl für die Kalorien zu entwickeln und sich trotzdem ausgewogen und gesund zu ernähren – fast ohne jeglichen Verzicht. Die Frühstücksideen erleichtern einen den Start in den Tag und versorgen den Körper mit allen wichtigen Nährstoffen. Die warmen Gerichte eignen sich optimal für das Mittag- oder Abendessen und liefern nicht nur dem Körper die nötige Energie, sondern versorgen auch den Gaumen mit köstlichen, frischen Zutaten.

Dieser Ratgeber bietet die Gelegenheit, den eigenen Körper und seine Signale besser kennenzulernen und ihm endlich etwas Gutes zu tun. Die schmackhaften Gerichte richten sich ganz nach dem Prinzip des Intervallfastens und unterstützen einen erfolgreichen Start in ein neues und gesünderes Leben.

Impressum

1. Auflage

 Kontakt und Lektorat: Human Health Academy, Herausgeber: B. Badek, Carl-Isenmann-Str. 5, 77723 Gengenbach, Covergestaltung: fiverr.com, Coverfoto: depositphotos.com

Printed in Poland
by Amazon Fulfillment
Poland Sp. z o.o., Wrocław

88471432R00052